A CURA MILAGROSA SIMPLES

UM EXERCÍCIO DE CURA PARA O CANCRO

POR: JOHN MERCOLA

A cura milagrosa simples: um exercício de cura para o cancro

Conteúdo

Declaração de exoneração de responsabilidade

A informação fornecida neste livro, "A Cura Milagrosa

Simples: Um Exercício de Cura para o Cancro" destina-se

apenas a fins educacionais. Não se destina a substituir o

aconselhamento, diagnóstico ou tratamento médico profissional.

O conteúdo deste livro baseia-se em investigação, experiência pessoal e nas experiências de outras pessoas que partilharam as suas histórias. Embora tenham sido feitos todos os esforços para garantir a exatidão e a integridade das informações apresentadas, o autor e a editora não garantem a eficácia ou a segurança de qualquer tratamento, suplemento ou conselho dietético discutido.

O tratamento do cancro é um processo complexo e individualizado que deve ser supervisionado por profissionais de saúde qualificados. Recomenda-se vivamente aos leitores que consultem o seu profissional de saúde antes de efectuarem quaisquer alterações ao seu plano de tratamento ou estilo de vida com base nas informações fornecidas neste livro.

O autor e o editor declinam qualquer responsabilidade por quaisquer efeitos adversos ou consequências resultantes da utilização ou aplicação da informação contida neste livro. A decisão de utilizar as informações contidas neste livro é da exclusiva responsabilidade do leitor/paciente.

É importante lembrar que o corpo e as circunstâncias de saúde de cada pessoa são únicos. O que funciona para um indivíduo pode não funcionar para outro. É sempre melhor procurar aconselhamento médico personalizado e cuidados de um profissional de saúde qualificado.

LIVROS ESCRITOS PELO MESMO AUTOR:

* DIZER ADEUS À GIARDÍASE

* DIZER ADEUS AO HERPES

* DIZER ADEUS À DOENÇA DE CROHN

* OS ELEMENTOS VITAIS DO BEM-ESTAR PARA A CURA DO

CANCRO: TERRA, ÁGUA, FOGO E ÉTER.

* O BANHO CURATIVO DE TEREBINTINA

* TB, OU NÃO TB: ALIMENTANDO A CURA DA NATUREZA:

TRIUNFO SOBRE

   TUBERCULOSE

* O TRUQUE CONTRA A TRICOMONÍASE: ADEUS À

TRICOMONÍASE DE FORMA NATURAL

* A CURA DA BLASTOCYSTIS.HOMINIS

* A CURA DA HÉRNIA HIATAL É SIMPLES: ABORDAGEM DE

GEORGIA KNAPP

* <u>ENGENHARIA DA VITALIDADE</u>: O PROJECTO NISHI-KNAP

PARA A SAÚDE E O REJUVENESCIMENTO

* <u>VITALITY OIL CHANGE</u>: O GUIA E O PROTOCOLO DE

DESINTOXICAÇÃO DO SEU CORPO

* BED <u>BUGS BE GONE</u>: O GUIA DEFINITIVO PARA O

EXTERMÍNIO NATURAL DESTES MICRO-VAMPIROS

* <u>RECLAIMING HOMO ERECTUS</u>: THE SELF-CHIROPRACTIC

HEALING GUIDE TO UPRIGHT LIVING

* <u>DIZER ADEUS À AMEBÍASE</u>

* <u>ABORDAGEM NATUROPÁTICA PARA ELIMINAR OS</u>

<u>PROBLEMAS PERSISTENTES</u>

<u>INFECÇÕES VIRAIS</u>: UM PROTOCOLO ABRANGENTE

* <u>EXAME DE AVALIAÇÃO DO FARMACÊUTICO CANADIANO:</u>

<u>PARTE 1</u> - VENCER OS EXAMES DE AVALIAÇÃO MCQ

* <u>HEALING THE HAZE: A GUIDE TO BENZO AND</u>

<u>BARBITURATE WITHDRAWAL</u>

* <u>ENGANADOS PELO CHUMBO</u>: DESVENDANDO A SOLUÇÃO DE DESINTOXICAÇÃO PARA O ENVENENAMENTO POR CHUMBO

<u>Introdução</u>

Esta brochura concisa apresenta uma ferramenta poderosa para combater eficazmente o cancro, com base nos conhecimentos de profissionais de renome como o Dr. Max Gerson, Katsuzo Nishi e o Dr. Lobrey. O exercício descrito não é apenas refrescante, mas também vitalizante, oferecendo benefícios preventivos e terapêuticos contra o cancro. A persistência é fundamental, pois o empenhamento a longo prazo neste exercício pode produzir resultados notáveis.

A obra de Katsuzo Nishi destaca numerosos pacientes com cancro que, tendo recebido diagnósticos terminais dos seus médicos, recuperaram com sucesso através da prática regular deste exercício. Do mesmo modo, a jornalista russa Maya Gugulan venceu o cancro, que persistia apesar de três tratamentos de quimioterapia falhados, graças a uma alimentação rigorosa e saudável e à integração deste exercício na sua rotina. O exercício é excecionalmente seguro, ao contrário de outros exercícios de banho de ar que podem induzir ou exacerbar os sintomas de constipação. De facto, pode acelerar a recuperação de uma constipação se for praticado durante a doença.

Este exercício serve como uma potente ferramenta de desintoxicação, funcionando como uma forma de ginástica cutânea que promove o retorno venoso do sangue ao coração. Esta estimulação beneficia o fígado e pode ser benéfica para várias doenças para além do cancro, incluindo problemas digestivos, dores no cólon, doenças de pele, problemas de saúde mental e infecções.

Ao inundar o corpo com ar fresco e oxigénio, este exercício revitaliza e rejuvenesce, ajudando o corpo a eliminar gases tóxicos através da pele, semelhante ao papel dos pulmões.

O Imperador das Doenças

O cancro, frequentemente referido como o "imperador das doenças", está a aumentar e prevê-se que se torne a principal causa de mortalidade em muitos países, ultrapassando mesmo as doenças cardiovasculares e a diabetes. De forma alarmante, a investigação indica que poderemos enfrentar um tsunami de casos de cancro nas próximas décadas. De acordo com a Organização Mundial de Saúde, prevêem-se mais de 35 milhões de novos casos de cancro em 2050, o que representa um aumento de 77%

em relação aos 20 milhões de casos estimados em 2022.

Esta crise iminente sublinha a necessidade urgente de soluções eficazes para combater o cancro.

Embora a indústria farmacêutica tenha desenvolvido alguns tratamentos promissores, como a imunoterapia, é crucial abordar os problemas subjacentes em vez de se limitar a tratar os sintomas. A imunoterapia, por exemplo, visa aumentar a capacidade do sistema imunitário para combater o cancro, mas pode ser ineficaz se o sistema imunitário já estiver comprometido ou sobrecarregado por toxinas. Nesses casos, pode ser necessária uma desintoxicação do organismo antes de tentar estimular o sistema imunitário.

É essencial procurar soluções abrangentes que abordem as causas profundas do cancro, em vez de se basear apenas em tratamentos sintomáticos. Ao concentrarmo-nos na desintoxicação e no apoio às defesas naturais do organismo, podemos trabalhar no sentido de encontrar soluções mais eficazes e duradouras para combater esta doença devastadora.

A pele

A terapia do banho de ar, um dos exercícios mais potentes que se conhece, consiste em expor o nosso corpo ao elemento omnipresente do ar. Desde o nascimento, somos envolvidos por este componente essencial da vida, tornando-o parte integrante da nossa existência. A nossa pele, o maior órgão do corpo, serve como um reflexo do nosso eu mais íntimo, representando a nossa personalidade e psique. Funciona não só como uma barreira protetora, mas também como um órgão vital por direito próprio, muitas vezes referido como o "segundo coração". Isto deve-se ao seu papel no sistema imunitário, no sistema endócrino e até à sua capacidade de imitar as funções de outros órgãos, como os rins, os pulmões e o sistema digestivo.

A importância da pele torna-se ainda mais evidente em situações extremas, como queimaduras graves, em que o seu estado pode afetar significativamente o prognóstico do doente. Em casos de insuficiência renal, a pele desempenha um papel fundamental na eliminação do excesso de ácido úrico, um processo que pode ser observado através da ocorrência de geada urémica - um depósito de ureia cristalizada encontrado na pele de quem sofre de doença renal crónica. Este facto realça o papel da pele como um órgão vital na manutenção da homeostase e da saúde geral.

Além disso, a pele não é apenas uma barreira passiva; interage ativamente com o seu ambiente, respondendo a estímulos como as mudanças de temperatura e as experiências emocionais. Os arrepios, por exemplo, são uma reação familiar desencadeada pela exposição ao frio ou pela excitação emocional, realçando a natureza dinâmica da pele. Além disso, a pele actua como um órgão imunitário, o que é evidenciado pela administração de vacinas através de injecções na pele, sublinhando o seu papel crucial na proteção do corpo contra agentes patogénicos.

Para além das suas funções protectoras e reguladoras, a pele também serve como ferramenta de diagnóstico, oferecendo informações sobre a saúde e o bem-estar de um indivíduo. Nas doenças crónicas degenerativas, como o cancro, a pele apresenta frequentemente um aspeto pálido e anémico, reflectindo o processo de doença subjacente. As doenças infecciosas também se podem manifestar na pele, como é o caso das estrias associadas a determinadas doenças.

A notável versatilidade da pele é ainda demonstrada pela sua capacidade de absorver substâncias, permitindo a aplicação de medicamentos e nutrientes através de adesivos e lipossomas. Esta caraterística única sublinha o papel multifacetado da pele como barreira protetora e como canal para intervenções terapêuticas.

Apesar de a pele ser uma parte importante da saúde e da doença, não existe muita informação sobre como a manter saudável. É tão importante para a pele limpar o corpo como o é para o fígado. Podemos melhorar a saúde do fígado e a saúde geral como um todo, ajudando a pele a desintoxicar-se. O Dr. Max Gerson sublinhou que o fígado é uma parte importante do processo de desintoxicação e que o cancro começa frequentemente quando o fígado deixa de funcionar corretamente. Um fígado lento que não consegue eliminar as toxinas corretamente pode causar a acumulação de substâncias perigosas na corrente sanguínea, o que é mau para a saúde das células e para o funcionamento do corpo como um todo.

Esta quebra pode fazer com que muitos órgãos não funcionem corretamente e enfraquecer o sistema imunitário, tornando o corpo mais suscetível de contrair doenças causadas por vírus, bactérias e leveduras quando estas aparecem. Quando o potencial redox das células fica abaixo do que deveria ser, pode permitir a formação de tumores e outros crescimentos perigosos. Quando isso acontece, o corpo torna-se fraco porque o seu próprio crescimento celular anormal vai contra a ordem natural da vida.

Monóxido de carbono

O monóxido de carbono (CO) é um gás altamente tóxico que representa um perigo significativo para o bem-estar humano, resultando frequentemente em doenças prolongadas como o cancro. Embora não tenha visibilidade nem cheiro, pode causar graves danos ao corpo, especialmente quando há exposição contínua. A propensão do monóxido de carbono (CO) para se ligar à hemoglobina é particularmente preocupante, uma vez que o faz com uma afinidade de ligação 200 vezes mais forte do que a do oxigénio. A reduzida afinidade de ligação do oxigénio às células dificulta as operações celulares cruciais e pode resultar em vários problemas de saúde.

O envenenamento por CO é particularmente insidioso, uma vez que pode desenvolver-se gradualmente, prejudicando assim o funcionamento natural do organismo. Embora a exposição aguda a quantidades elevadas de CO possa provocar uma morte rápida, a exposição crónica a níveis mais baixos é igualmente perigosa devido ao seu potencial para provocar o desenvolvimento de cancro e de outros problemas de saúde graves. O efeito do monóxido de carbono (CO) na oxigenação das células é extremamente importante. O corpo necessita de uma quantidade consideravelmente maior de oxigénio para remover o CO da hemoglobina, o que agrava ainda mais o problema.

O cancro é uma das várias consequências da exposição prolongada ao monóxido de carbono. A gama de potenciais problemas de saúde relacionados com a exposição ao monóxido de carbono (CO) é vasta, abrangendo fadiga crónica, problemas de memória, dificuldades relacionadas com o trabalho, perturbações do sono, tonturas, doenças neurológicas, parestesia (sensações anormais), infecções recorrentes, dores gastrointestinais e diarreia. O vasto leque de sintomas sublinha o grande impacto do monóxido de carbono nos sistemas do corpo, realçando a necessidade imediata de combater este perigo generalizado para a saúde.

Além disso, para além dos seus efeitos imediatos no bem-estar, o monóxido de carbono (CO) também pode ter consequências significativas para a segurança e a eficiência do local de trabalho. Os indivíduos expostos a quantidades elevadas de monóxido de carbono (CO) podem registar um declínio das capacidades cognitivas, uma diminuição da capacidade de tomar decisões e uma queda no desempenho geral. As implicações destes efeitos podem ter impactos significativos tanto nas pessoas como nas organizações, sublinhando a necessidade de implementar medidas para reduzir a exposição ao monóxido de carbono em ambientes profissionais.

Devido aos graves perigos para a saúde associados à exposição ao monóxido de carbono (CO), é imperativo adotar medidas preventivas para reduzir a probabilidade de envenenamento. Isto implica garantir um fluxo de ar suficiente em áreas fechadas, inspecionar e manter regularmente os dispositivos de gás e incorporar detectores de monóxido de carbono em ambientes residenciais e profissionais. Ao aumentar o conhecimento público sobre os perigos do monóxido de carbono e ao implementar medidas preventivas adequadas, podemos proteger-nos a nós próprios e aos que nos rodeiam contra esta ameaça impercetível.

O banho de ar

O banho de ar é um instrumento e um exercício que tem múltiplos benefícios terapêuticos para o organismo, o que o torna útil na luta contra o cancro. Um fator-chave da sua eficácia é a sua capacidade de melhorar a oxigenação. A importância da influência do banho de ar é realçada pelas descobertas feitas por Otto Warburg há cerca de um século, que demonstraram que os tumores tinham uma taxa de consumo de glucose superior à dos tecidos saudáveis. Observou ainda que uma parte substancial da glicose consumida pelos tumores sofre fermentação para produzir lactato, em vez de ser oxidada pelos mecanismos respiratórios. Além disso, o cancro está universalmente associado à hipóxia celular e tecidular, o que indica que se trata de um estado marcado pela falta de oxigénio.

A importância do banho de ar reside na sua capacidade de atenuar estes processos. O banho de ar fornece ao corpo ar fresco e oxigénio em abundância, o que pode ajudar a contrariar a hipoxia celular e potencialmente reverter o processo de fermentação. A presença de oxigénio abundante neste ambiente produz um cenário inóspito para as células cancerígenas, que florescem em condições anaeróbicas alimentadas por açúcar.

Para além disso, o banho de ar também melhora a circulação sanguínea geral. O banho de ar facilita a circulação do sangue venoso lento da pele para o coração. A melhoria da circulação na pele, que é um dos principais órgãos do corpo, leva a uma melhor circulação em todo o corpo. A melhoria do fluxo sanguíneo contribui para a eliminação das toxinas, favorecendo a sua expulsão através da pele. O banho de ar promove a respiração cutânea e facilita a eliminação de toxinas, reduzindo assim a carga de trabalho do fígado e dos rins.

Outra vantagem significativa do banho de ar no contexto da terapia do cancro é a sua viabilidade. É universalmente acessível, independentemente da localização geográfica. O banho de ar pode ser efectuado de forma autónoma no próprio quarto, sem necessidade de qualquer apoio. A relação custo-eficácia e a simplicidade desta opção fazem dela uma escolha prática para as pessoas que procuram métodos complementares de tratamento do cancro.

O exercício do banho de ar é um tratamento poderoso para o cancro porque aumenta os níveis de oxigénio, melhora o fluxo sanguíneo e ajuda na remoção de toxinas.

A facilidade de integração na rotina diária, juntamente com a sua relação custo-eficácia, aumenta ainda mais a sua atratividade como tratamento adjuvante do cancro.

Ao contrário da abordagem simplista dos exercícios de banho de ar propostos por Lehman e Lobrey, o método de banho de ar preconizado por Nishi envolve uma sequência de exercícios mais estruturada e sistemática. O método de Lehman consiste simplesmente em expor o corpo nu ao ar fresco durante 15 a 20 minutos, enquanto que a alternativa de Lobrey consiste em cobrir e descobrir o corpo para estimular o retorno venoso, a que ele chama "o segundo coração", que ajuda a circulação geral. Em contraste, o método Airbath de Nishi incorpora uma sequência precisa de cobrir e expor o corpo ao ar fresco, seguindo um regime de tempo específico facilitado pelo uso de um temporizador.

O Airbath da Nishi é um processo alternado que começa com a cobertura do corpo e depois expõe-no ao ar fresco de forma regulada. Esta sequência é crucial, pois ajuda a otimizar os benefícios do banho de ar. A utilização de um temporizador garante que cada fase do banho de ar é efectuada durante o tempo adequado, maximizando a sua eficácia.

A natureza estruturada do Airbath de Nishi distingue-o de outros métodos, uma vez que enfatiza a importância de seguir o timing e a sequência para alcançar resultados óptimos. Esta abordagem reflecte a compreensão holística que Nishi tem do corpo e das suas funções, realçando a interligação de vários processos fisiológicos.

Em geral, o Airbath da Nishi oferece uma abordagem abrangente e metódica para aproveitar os benefícios do ar fresco, destacando a importância do momento e da sequência adequados para otimizar os efeitos terapêuticos do banho de ar.

O banho de ar de Nishi contém **11 ciclos**. É uma sequência de estar nu e depois vestido. A melhor maneira de o fazer é usar um roupão de banho para que seja mais fácil tirá-lo e expor o corpo ao ar fresco.

A cura milagrosa simples: um exercício de cura para o cancro

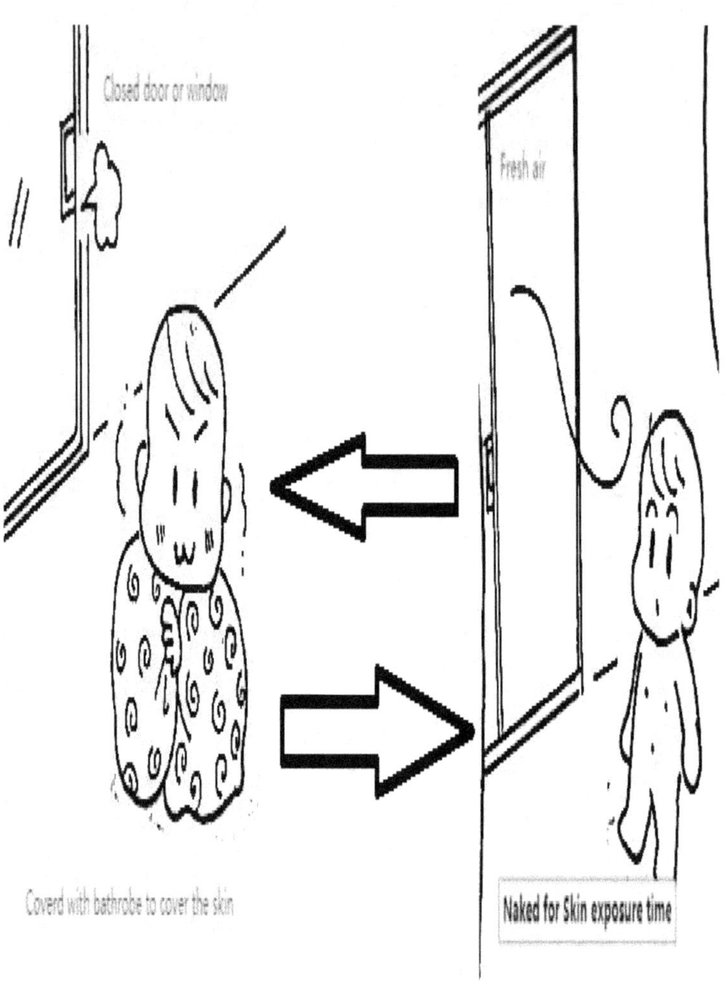
Closed door or window
Fresh air
Coverd with bathrobe to cover the skin
Naked for Skin exposure time

Ciclos	Tempo de estar nu	Tempo de vestir
1	20 segundos	1 minuto
2	30	1 minuto
3	40	1 minuto
4	50	1 minuto
5	60	1 minuto e meio
6	70	1 minuto e meio
7	80	1 minuto e meio
8	90	2 minutos
9	100	2 minutos
10	110	2 minutos

11	120	Repousar sobre um pavimento duro vestido para estimular o fígado

Nota importante: O banho de ar deve ser feito num local exposto ao ar fresco. Não deve ser feito num local com poluição atmosférica ou perto de fumos.

A ideia do banho de ar é expor o corpo ao ar fresco e queimar o monóxido de carbono.

O banho de ar é gratuito e pode ser utilizado por qualquer pessoa. No caso de uma pessoa inválida, pode ser feito dentro de um quarto com as janelas abertas para permitir a circulação de ar fresco.

Para a prevenção do cancro, é suficiente realizar o exercício do banho de ar duas vezes por dia. No entanto, para indivíduos com doenças crónicas como o cancro, recomenda-se a realização do exercício pelo menos 6 a 10 vezes por dia. Em casos de cancro mais avançados, aumentar a frequência para 13 vezes por dia pode ser benéfico. O exercício, embora um pouco demorado, requer um mínimo de 30 minutos para completar toda a sequência, mas os benefícios para a saúde fazem com que

valha a pena. Para indivíduos com envenenamento

crónico por monóxido de carbono, o exercício deve ser

feito 4 a 6 vezes por dia durante pelo menos 6 meses,

seguido de duas vezes por dia como medida preventiva.

O exercício do banho de ar é simultaneamente

refrescante e simples de realizar. Basta um roupão de

banho para se cobrir, que pode ser retirado durante a

exposição ao ar fresco. É essencial usar o bom senso e

realizar o exercício numa área limpa, evitando zonas

industriais, locais com poluição atmosférica ou ambientes

com gases tóxicos. O objetivo principal do exercício é

utilizar o ar fresco para limpar o céu e o corpo.

Para quem procura uma abordagem abrangente ao

tratamento holístico do cancro, o meu livro "Os Quatro

Elementos da Natureza Contra o Cancro" fornece um protocolo aprofundado. Este livro oferece orientações pormenorizadas sobre nutrição, suplementos e métodos de desintoxicação que podem aumentar a eficácia do tratamento.

Por último, a psique de um doente com cancro desempenha um papel crucial no processo de cura. A meditação pode ser incrivelmente benéfica a este respeito, em particular durante o percurso de cura e eventuais crises de cura. Um método simples, mas eficaz, consiste em meditar durante pelo menos 40 minutos, sentado e concentrado apenas na respiração, com os olhos fechados. Esta prática pode aumentar a resistência do corpo e complementar os benefícios do exercício do banho de ar.

O FIM

39